Sistema inmunológico en español/ Immune system in Spanish :

Aumenta el sistema inmunológico, cura tu intestino y limpia tu cuerpo de forma natural

Tabla de Contenido

Además, la información en las siguientes páginas está destinada únicamente a fines informativos y, por lo tanto, debe considerarse como universal. Como corresponde a su naturaleza, se presenta sin garantía con respecto a su validez prolongada o calidad provisional. Las marcas comerciales que se mencionan se realizan sin consentimiento por escrito y de ninguna manera pueden considerarse un respaldo del titular de la marca comercial.

Introducción

Felicitaciones por descargar *Sistema Inmunológico: Aumenta el Sistema Inmunológico, Cura tu Intestino y Limpia tu Cuerpo de forma natural*, y gracias por hacerlo. Debido al creciente número de problemas de salud que afectan a las personas en todo el mundo y al aumento significativo de las enfermedades inflamatorias autoinmunes, es vital comprender cómo funciona su sistema inmunológico. Las enfermedades autoinmunes y los problemas digestivos son más comunes hoy que nunca. Tener un sistema inmunológico débil puede provocar una gran variedad de problemas de salud, que van desde reacciones alérgicas hasta trastornos autoinmunes. Nuestro sistema inmunológico y el buen funcionamiento de éste, se ven muy afectados por lo que ponemos en nuestros cuerpos. Es necesario comer una amplia variedad de alimentos saludables para que nuestros intestinos estén saludables y funcionen como deberían. Tener un sistema inmunológico defensivo que funcione de manera óptima, combinado con un intestino sano, puede aumentar considerablemente la salud y el bienestar general. Después de leer este libro, comprenderá mejor cómo funcionan sus sistemas inmunológico y digestivo y sabrá qué puede hacer para mejorarlos a ambos, incluido cómo eliminar las alergias y las sensibilidades a los alimentos, reducir la hinchazón estomacal, restaurar las bacterias buenas y sanar un intestino permeable.

Muchos factores de la vida actual, como los altos niveles de estrés, dormir muy poco, comer alimentos procesados y tomar antibióticos, pueden dañar nuestra microbiota intestinal. Si la microbiota de nuestro intestino está desequilibrada, afecta otras partes de nuestro cuerpo, incluido nuestro sistema inmunológico, cerebro, corazón, peso, niveles hormonales y la capacidad de absorber nutrientes. El objetivo de este libro es ayudar a los lectores a comprender el importante vínculo entre el sistema inmunológico y la salud intestinal. Es para lectores que desean curar su microbiota intestinal y aprender a limpiar sus cuerpos de forma natural.

El primer capítulo del libro explicará qué son el sistema inmunológico y el intestino y cómo se afectan entre sí. Es esencial comprender esta relación antes de profundizar en cualquier otra parte del libro. El capítulo dos habla sobre la amplia gama de beneficios para la salud recibidos de tener un sistema inmunológico defensivo junto con un intestino sano. Estos beneficios van desde mayores niveles de energía, menos estrés, poder combatir más fácilmente el resfriado común y reducir el riesgo de ciertos tipos de cáncer. El capítulo tres explica las razones por las cuales algunas personas pueden tener problemas asociados con su sistema inmunológico. Lo que puede sorprender a algunos es que muchos problemas e inquietudes del sistema inmunológico pueden controlarse mediante los alimentos que decida poner en su cuerpo. En el capítulo cuatro, se le darán listas de verificación, que ayudarán a determinar si puede tener problemas con su salud intestinal y su sistema inmunológico. Antes de establecer cualquier objetivo o comenzar su viaje hacia la recuperación, debe hacer un inventario de su propio sistema inmunológico e intestino, escuchar a su cuerpo y tomar notas.

Los capítulos cinco a ocho se centran en lo que puede hacer para mejorar su sistema inmunológico y la salud intestinal. El capítulo cinco proporciona un resumen de las estrategias básicas que puede utilizar para comenzar a aumentar su sistema inmunológico y mejorar su microbiota intestinal. En el capítulo seis, aprenderá sobre hábitos alimenticios saludables que pueden incorporarse a su vida diaria para una mejor salud intestinal, desde alimentos que debe comer hasta opciones importantes de estilo de vida.

El capítulo siete se enfoca específicamente en los alimentos que pueden aumentar su sistema inmunológico de forma natural; estos alimentos deben llegar a su lista de compras de inmediato. En el capítulo ocho, puede encontrar información específica sobre la planificación de comidas, que lo ayudará a comenzar el camino hacia la restauración de su salud. En este capítulo, también se le dará un ejemplo de plan de comidas de siete días para obtener ideas para una planificación de comidas saludables y divertidas.

El capítulo nueve proporciona una introducción a los trastornos metabólicos y discute consejos de salud sobre cómo recuperarse de ciertos trastornos que no se heredan, específicamente el síndrome metabólico, también conocido como Síndrome X. En el capítulo diez, aprenderá sobre ciertos hábitos alimenticios que deben evitarse cuando tiene como objetivo mejorar su sistema inmunológico y la salud intestinal, incluidos los alimentos específicos que no debe comer. Si usted se toma en serio la restauración de su intestino y de su sistema inmunológico, estos alimentos deben retirarse inmediatamente de sus estantes y refrigeradores. Finalmente, el capítulo once le proporcionará una lista de cosas que debe buscar que lo ayudarán a determinar si su trabajo duro para la restauración intestinal ha sido exitoso. Después de todo, necesita saber que todo ha valido la pena.

Hay muchos libros sobre este tema en el mercado, ¡gracias de nuevo por elegir este! Se hizo todo lo posible para garantizar que esté lleno de tanta información útil como sea posible. ¡Por favor, disfrute!

Capítulo 1: Su sistema inmunológico y su intestino: qué son y cómo interactúan

Una comprensión profunda de su sistema inmunológico y su intestino es esencial. Este capítulo definirá y examinará estos dos sistemas en detalle. Además, en este capítulo, tendrásla oportunidad de descubrir cómo interactúan.

El sistema inmunológico

Nuestro sistema inmune es crucial para la supervivencia humana. Sin un sistema inmunológico, los parásitos, las bacterias y los virus serían libres de atacar nuestros cuerpos. Nuestro sistema inmunológico juega un papel importante en mantenernos saludables. Extendiéndose por todo el cuerpo, esta compleja estructura se compone de una combinación de células, órganos, proteínas y tejidos que trabajan de la mano en la defensa de nuestros cuerpos contra los gérmenes y otros invasores. Cuando funciona correctamente, el sistema inmunológico ataca naturalmente las sustancias formadoras de enfermedades que ingresan al cuerpo.

Entre las células que componen esta vasta red, los glóbulos blancos juegan un papel particularmente importante. Los glóbulos blancos se almacenan en los órganos linfoides. Los siguientes órganos están incluidos en este grupo:

- Ganglios linfáticos: estas pequeñas glándulas se encuentran en todo el cuerpo y están unidas por vasos linfáticos.
- Timo: situado justo debajo del cuello, esta glándula se encuentra entre los pulmones.

- Médula ósea: en el centro de los huesos, esto produce glóbulos rojos.
- Bazo: este órgano filtra la sangre y se puede encontrar en la parte superior izquierda del abdomen.

Los glóbulos blancos vienen en dos tipos básicos: fagocitos, que destruyen los organismos que invaden el cuerpo; y linfocitos, que ayudan al cuerpo a recordar organismos invasores que previamente han ingresado al cuerpo, ayudando así a su destrucción. Los linfocitos se crean en la médula ósea y permanecen allí (que maduran en células B) o se dirigen a la glándula del timo (que maduran en células T). Cada célula B produce un anticuerpo específicamente. Por ejemplo, una célula puede producir un anticuerpo que reconoce el virus del resfriado común, mientras que otra produce un anticuerpo contra la bacteria que generalmente causa neumonía.

Un papel crucial del sistema inmunológico es la capacidad de reconocer nuestro propio tejido de tejidos extraños. Puede hacer esto descubriendo proteínas que se encuentran en las superficies celulares. Nuestro sistema inmunológico aprende a ignorar sus propias proteínas desde el principio. Sin embargo, es otra historia cuando sustancias extrañas ingresan al cuerpo. Cuando estos extranjeros (llamados antígenos) ingresan al cuerpo, diferentes tipos de células trabajan juntas, reconociéndolos y respondiendo a ellos. El resultado son proteínas únicas, llamadas anticuerpos, que se adhieren a antígenos específicos. Los antígenos, abreviatura de generador de anticuerpos, son cualquier sustancia que puede desencadenar una respuesta del sistema inmunológico. En muchos casos, son toxinas, hongos, virus y bacterias, pero además de estos, también puede ser una de sus propias células que está muerta o funciona mal. Aunque los anticuerpos son poderosos al darse cuenta de, a qué antígenos se bloquean, aún necesitan algo de ayuda para destruirlos. Aquí es donde entran las células T, algunas de las cuales se denominan "células asesinas". Cuando los anticuerpos seleccionan ciertos antígenos invasivos, sus células T se intensifican para destruirlas mientras recuerdan a otras células que hagan su trabajo. Los anticuerpos también sirven para otros fines, como activar ciertas proteínas que ayudan a matar las células, bacterias y virus infectados. Este conjunto específico de proteínas también es parte del sistema inmune y se llama complemento. Los anticuerpos permanecen en nuestros cuerpos para proporcionar defensa para el momento inevitable en que nuestro sistema inmunológico vuelve a entrar en contacto con ese antígeno. Un buen ejemplo aquí sería la varicela. Por lo general, después de tenerlo una vez, es poco probable que lo suframos nuevamente, ya que nuestros cuerpos almacenan una copia del anticuerpo contra la varicela, preparando y esperando destruir la varicela cuando llegue nuevamente. Esta protección se llama inmunidad.

Aunque el sistema inmunológico de cada persona es diferente, generalmente se fortalece a medida que envejecemos. Esto se debe a que a medida que envejecemos, estamos expuestos a más patógenos (cualquier organismo productor de enfermedades) y, a su vez, hemos desarrollado una inmunidad más fuerte. Es posible que haya notado que los niños parecen enfermarse con más frecuencia que los adolescentes y los adultos, esto se debe a que, al ser más jóvenes, han estado expuestos a menos patógenos. Entre los tres tipos diferentes de inmunidad en humanos, hay innatos (nacidos con), adaptativos (adquiridos durante toda la vida) y pasivos (tomados de otras fuentes).

- Inmunidad innata: todos los seres humanos nacen con un cierto nivel de inmunidad contra los invasores extranjeros. La barrera externa de nuestros cuerpos, incluida nuestra piel y las membranas mucosas del intestino y la garganta, proporcionan naturalmente nuestra primera línea de defensa contra los patógenos.

- Inmunidad adaptativa: esta es la compilación de diferentes anticuerpos que adquirimos a lo largo de la vida que desarrollamos para protegernos contra los patógenos que encontramos. Nuestro sistema inmunológico recuerda cuándo estamos expuestos a ciertas enfermedades o cuando estamos vacunados.

- Inmunidad pasiva: esta inmunidad, que se toma prestada de otra fuente, dura solo un corto período de tiempo. Un ejemplo de esto es un bebé que recibe anticuerpos de la madre a través de la leche materna. Esta inmunidad temporal puede proteger al bebé de ciertas infecciones al principio de la vida.

Después del sistema nervioso, su sistema inmunológico es el más complejo del cuerpo. Hemos tocado las diversas células, órganos y tejidos que lo componen, incluida la piel, la médula ósea, el bazo, los ganglios linfáticos y las membranas mucosas. Todos estos ayudan a almacenar o crear células que trabajan constantemente para mantener sano todo su cuerpo. Otro factor muy importante involucrado en la salud del sistema inmune es el sistema digestivo. Todo lo que pone en su cuerpo se digiere a través de su tracto gastrointestinal, también conocido como tu intestino.

El intestino: su tracto gastrointestinal

Cuando escucha la palabra "intestino", puede pensar inmediatamente en su estómago o barriga, pero en el mundo de la salud, adquiere un significado más complejo. El intestino se refiere al tracto gastrointestinal, que pertenece a un tubo largo que comienza desde la boca hasta el pasaje posterior de su cuerpo (ano). A medida que comemos, la comida primero pasa a través del esófago, luego al estómago, seguido por el intestino delgado. El intestino delgado se puede dividir en tres partes: el duodeno, el yeyuno y el íleon. El primero es el duodeno, que está directamente conectado al estómago. Rizado alrededor del páncreas, es un tubo con forma de C. Las otras dos partes, yeyuno e íleon, yacen en el abdomen central. Es en esta parte del cuerpo donde todo lo que come se asimila y luego se absorbe en el torrente sanguíneo.

Junto al íleon se encuentra la última parte del intestino delgado, que posteriormente es la parte más importante del intestino grueso: el ciego. El ciego se atrinchera en el apéndice. A partir de aquí, el intestino grueso da un giro hacia arriba y adquiere un nuevo nombre, el colon ascendente. Luego, el intestino da otro giro y cruza el cuerpo y ahora se conoce como colon transverso. Luego, toma una vuelta más hacia abajo, y esta parte se llama colon descendente. La porción final del colon, el colon sigmoide, se dirige al recto, que sirve como almacenamiento temporal para las heces hasta que se excretan a través del ano.

Ahora que tiene una mejor imagen de cómo pasa exactamente la comida a través del tracto gastrointestinal, podemos centrarnos en lo que realmente hace el tracto en su conjunto y cómo funciona. En pocas palabras, el intestino procesa los alimentos, desde el momento en que se come hasta que se excreta o se absorbe por el cuerpo. El proceso digestivo comienza en la boca. En la boca, hay glándulas salivales que liberan saliva. Los químicos en su saliva, que se llaman enzimas, trabajan con sus dientes para descomponer los alimentos. También hay químicos especiales en su saliva que evitan que las bacterias causen infecciones. Ahora, para sacar la comida de la boca, debe tragar, y cuando sus músculos se contraen, la comida se empuja hacia abajo a través del esófago. Su lengua es un músculo muy fuerte que ayuda a empujar los alimentos hacia la parte posterior de la garganta. Después de pasar por el esófago, la comida llega al estómago y los químicos que producen las células comienzan la digestión.

Entre el esófago y la primera parte del intestino delgado, el estómago es un órgano en forma de J, que es aproximadamente del tamaño de una salchicha grande cuando está vacío. La función principal del estómago es ayudarlo a asimilar sus alimentos, mientras que la otra prioridad es almacenar los alimentos hasta que estén listos para ser recibidos por el tracto gastrointestinal (intestino). Puede comer alimentos y llenar su estómago a un ritmo mucho mayor que la forma en que sus intestinos pueden procesarlos. A medida que comienza este proceso, la comida se descompone en partes básicas, y solo entonces puede ser consumida por las paredes de su intestino, en el torrente sanguíneo y luego entregada por el cuerpo. Algunos líquidos y alimentos son consumidos por el revestimiento del estómago, aunque la mayoría de ellos son tomados por el intestino delgado. Los músculos de las paredes intestinales trabajan para mezclar los alimentos con las enzimas que produce el cuerpo. Estos músculos también están trabajando duro para transportar la comida hacia el final del tracto intestinal. Los alimentos no digeribles, junto con las sustancias de desecho y los gérmenes, se eliminan del sistema como heces.

El proceso de digestión de los alimentos es manejado por el cerebro, por el sistema nervioso y también por varias hormonas liberadas por el intestino. Antes de siquiera dar su primer mordisco, su cerebro envía señales a través de los nervios hacia su estómago. Su estómago reacciona liberando jugos gástricos (líquido que se encuentra en su estómago que está formado por enzimas, ácido y hormonas liberadas por las glándulas situadas en las capas internas de la pared del estómago) que se están preparando para la llegada de los alimentos. Cuando los alimentos llegan al estómago, las células receptoras especiales notan cambios y luego envían sus propias señales nuevas.

Cuando la comida sale del estómago, se dirige al intestino delgado. Las glándulas y las células que recubren el intestino delgado también producen su propio jugo intestinal, que ayuda a la digestión, y al igual que el estómago, a medida que las paredes se contraen, los alimentos se mezclan con estos jugos para hacer una transición suave a la siguiente parte del tracto del intestino grueso. Este intestino, denominado colon, absorbe principalmente agua y es más ancho que el intestino delgado. Las bacterias que se encuentran en el intestino grueso ayudan en las etapas finales de la digestión, y los movimientos musculares aquí mueven las heces hacia el recto. Cuando las heces existen en el recto, sus paredes se alargan o ensanchan, activando nuevamente células receptoras especiales. Los nervios luego sirven como medio de transporte para las señales de los receptores a la médula espinal, que posteriormente responde enviando las sinapsis a los músculos del recto, aumentando así la presión del conducto posterior, y así es como sabe que necesita ir al baño.

Interacción sistema inmunológico-intestino

Ahora que tiene una mejor comprensión de las funciones de sus sistemas inmunológico y digestivo, será más fácil comprender cómo uno afecta al otro. Aunque muchos de nosotros no lo pensamos de esta manera, su intestino es una barrera muy importante entre su cuerpo y todos los patógenos del mundo exterior. Esto se debe a que aproximadamente el 70 por ciento de las células y tejidos que conforman su sistema inmunológico se encuentran en su intestino. Esto hace que su intestino sea un gran jugador en el sistema inmunológico. El sistema inmunológico proporciona una defensa entre usted y todas las bacterias peligrosas que podría tragar. Es por eso que no siempre se enferma al tragar ciertas bacterias en los alimentos, por ejemplo, cuando cocina después de tocar algo sucio. El sistema inmunológico es la conexión principal entre nuestras bacterias intestinales y cómo estas bacterias influyen en nuestra salud y la posibilidad de enfermedad. Las bacterias viven en todo el cuerpo, pero sobre todo, viven en el intestino. Estas bacterias, junto con hongos y virus, existen en mezclas únicas que habitan en varias partes del cuerpo. El grupo individual de una región específica del cuerpo se conoce como microbiota. En este caso, nos preocupa la microbiota intestinal, también conocida como "flora intestinal". Tener un intestino sano depende de una microbiota intestinal sana. Las combinaciones de microbiotas diferentes juntas forman su microbioma.

Como se mencionó anteriormente, una gran parte de su sistema inmunológico se encuentra en su tracto gastrointestinal, por lo tanto, existe una gran interacción entre las bacterias en el intestino y el sistema inmunológico del cuerpo. Por ejemplo, muchas células en el revestimiento intestinal dedican sus vidas a liberar grandes cantidades de anticuerpos en el intestino, enseñándole a su sistema inmunológico cómo comportarse. Las bacterias en el intestino también ayudan a mantener un sistema inmunológico equilibrado. Tener una flora intestinal diversa enseña a las células de su sistema inmunológico que no todo lo que entra en contacto es necesariamente malo. Este reconocimiento se desarrolla a lo largo de la vida, ya que nuestro intestino está constantemente expuesto a cosas nuevas a través de los alimentos y de lo que encontramos en nuestro entorno. Debido al hecho de que el equilibrio de nuestra microbiota intestinal influye en el equilibrio de nuestro sistema inmunológico, una flora intestinal desequilibrada puede cambiar el sistema inmunológico a un estado inflamatorio, conocido como "intestino permeable".

Capítulo 2: Los beneficios de un intestino sano combinado con un sistema inmunológico fuerte

A nadie le gusta enfermarse. Nos preguntamos, ¿cómo evitamos el último "error" que está sucediendo? ¿Cómo podemos asegurarnos de que todos los miembros de nuestra familia no estén acostados y se sientan deprimidos? La respuesta: un sistema inmunológico saludable. Como aprendimos en el capítulo uno, un intestino sano promueve un sistema inmunológico saludable. Como su sistema inmunológico es el sistema de defensa natural de su cuerpo, es vital para su salud que se asegure de que funcione correctamente. Las bacterias en su intestino apoyan el sistema inmune de varias maneras. Tener un sistema inmunológico fuerte nos permite combatir las infecciones rápidamente. El resfriado común no debería durar más de una semana más o menos, pero para una persona enferma con un mecanismo de defensa natural en peligro, puede permanecer mucho más tiempo, o vuelve una y otra vez. La capacidad de combatir rápidamente las infecciones no es el único beneficio de un combo intestinal fuerte y saludable para el sistema inmunológico. Otros beneficios incluyen mayores niveles de energía, mejor salud mental, mejores niveles de colesterol, niveles hormonales regulados, menos aumento de peso, una vida más larga y una mejor salud general y bienestar general.

Niveles de energía aumentados

A todos nos gustaría tener más energía, ¿verdad? Muchas veces puede decirse a sí mismo: "¡Si solo tuviera la energía...pero estoy tan cansado!" Una buena manera de comenzar a aumentar sus niveles de energía es comiendo alimentos saludables y nutritivos, pero sin un intestino sano, su cuerpo no puede absorber fácilmente los nutrientes de los alimentos que ingiere. Si mantiene un intestino sano, el cuerpo puede absorber más nutrientes, lo que a su vez aumenta sus niveles de energía.

Salud mental mejorada

Los investigadores han descubierto que restaurar un intestino no saludable puede mejorar la salud mental. Definitivamente hay una conexión entre su intestino y su estado de ánimo. Si alguna vez has usado la frase "mariposas en mi estómago", entonces ha demostrado que esto es cierto. Dentro de nuestros cuerpos, en realidad tenemos el llamado segundo cerebro, llamado sistema nervioso entérico (SNE). Este sistema regula y controla nuestro tracto intestinal y detecta las amenazas del medio ambiente. El SNE envía información al cerebro a través del nervio vago, que une varios órganos con el cerebro. Alrededor del 90 por ciento de las señales que pasan a lo largo de este nervio viajan desde el intestino hasta el cerebro. Es por eso que no debería sorprender que más de la mitad de las personas que padecen el síndrome del intestino irritable (SII) también sufran trastornos del estado de ánimo, y un tratamiento farmacéutico común que se administra para este síndrome son los antidepresivos. A su vez, recientemente se descubrió que los trastornos del estado de ánimo también se pueden tratar de abajo hacia arriba, por así decirlo. En otras palabras, las condiciones como la depresión, la ansiedad y los trastornos del sueño se pueden tratar de manera efectiva mediante la restauración de las bacterias buenas en el intestino. Muchos de los problemas psicológicos que estamos experimentando hoy pueden atribuirse a lo que ponemos en nuestros cuerpos y cómo esto afecta la flora intestinal. Nuestra salud puede sufrir cuando algo se interpone en la comunicación entre nuestro intestino y nuestro cerebro.

Mejores niveles de colesterol

Las bacterias intestinales buenas también pueden mejorar los niveles de colesterol. Gran parte del colesterol producido por el hígado se convierte en ácidos biliares. Estos se almacenan en la vesícula biliar y luego se utilizan para ayudar a digerir las grasas. Estos ácidos luego terminan en el colon, y aquí se destruyen o salen del cuerpo a través de las deposiciones. Aquellos de nosotros que no comemos suficiente fibra a menudo tenemos una mayor cantidad de flora que causa enfermedades en el intestino, lo que lleva a una acumulación de colesterol en el torrente sanguíneo. Esto hace que el nivel de colesterol aumente. Además, menos colesterol puede llegar al colon, donde luego se puede dejar salir del cuerpo. Esto puede ser muy peligroso, ya que las deposiciones son la forma principal del cuerpo de eliminar el colesterol no deseado. Es esencial comer una dieta alta en fibra, ya que esto le permite a su cuerpo deshacerse de más colesterol no deseado.

Niveles Regulados de Hormonas

Tener un sistema inmunológico fuerte y una microbiota intestinal saludable también puede regular los niveles hormonales. Por lo general, hasta el 60 por ciento del estrógeno que circula en la sangre es recogido por el hígado y luego esencialmente arrojado a la vesícula biliar. Luego se libera, con bilis en los intestinos para su excreción. En el tracto gastrointestinal, nuestras buenas bacterias intestinales producen una enzima que reactiva el estrógeno para que el cuerpo lo reabsorba. Cuando nuestra flora intestinal no está en equilibrio, el estrógeno no se reabsorbe ni se reactiva, sino que se pierde en las heces. Cuando las mujeres tienen niveles bajos de estrógeno, tienen un mayor riesgo de osteoporosis, retención de líquidos, calambres menstruales severos, síndrome premenstrual, flujo abundante y migraña. Un proceso similar ocurre con otras hormonas, así como con la vitamina B12, vitamina D, colesterol, ácido fólico y ácidos biliares.

Previene el aumento de peso poco saludable

Un intestino sano previene el aumento de peso (o grasa) no saludable. Restaurar las bacterias buenas en el intestino evita comer en exceso, lo que lleva a aumentar de peso. Se están realizando muchas investigaciones que conectan directamente nuestro peso con la salud, incluida la cantidad y el tipo de nuestra flora intestinal. Cuando lleva peso adicional, enfrenta un riesgo mucho mayor que el promedio de desarrollar muchos problemas de salud. Estas condiciones incluyen las principales causas de muerte del país, como ciertos tipos de cáncer, enfermedades cardíacas, derrames cerebrales y diabetes. También debe tenerse en cuenta que llevar peso extra también puede conducir a la depresión.

Una vida más larga

La combinación saludable del sistema inmunológico y el intestino sano también contribuye a una vida más larga. Cuando tenemos una flora bacteriana más diversa, se vuelve más efectiva y, a su vez, nuestra salud general tiende a mejorar. Para tener bacterias más diversas, es necesario tener una dieta variada. Esto es clave para mantener una flora intestinal saludable y, a la larga, fuerza y vitalidad.

Capítulo 3: Las causas de los problemas del sistema inmunológico

Muchas personas tienen problemas relacionados con la salud de su sistema inmunológico y su intestino. En los últimos 100 años, nuestra dieta ha cambiado drásticamente debido a la industrialización de nuestro suministro de alimentos. Esta dieta moderna que consiste en alimentos altamente procesados, altos en grasas, altos en azúcar y bajos en fibra; ha alterado en gran medida las bacterias en nuestro intestino. Hace generaciones, estos tipos de alimentos no estaban tan disponibles como lo están hoy, si es que están disponibles.

La dieta moderna

La comida que decidimos poner en nuestros cuerpos alimenta nuestras células grasas y también determina qué tipo de jardín o flora estamos cultivando en nuestro interior. El jardín personal dentro de nuestro intestino está lleno de microbios que deciden más sobre su bienestar mental y emocional de lo que pueda imaginar. En pocas palabras, si sus bacterias intestinales están enfermas, usted también. Sus bacterias intestinales prosperan con lo que les das de comer, ¡así que mantenlas saludables! Es posible que no correlacione los problemas digestivos con alergias, trastornos del estado de ánimo, artritis y ciertas enfermedades autoinmunes, como el síndrome del intestino irritable y la fatiga crónica, sin embargo, muchas dolencias que no parecen estar relacionadas, en realidad son causadas por problemas en su jardín intestinal. Cuando hay demasiados microbios intestinales presentes, o no hay suficientes bacterias buenas, surgen problemas que pueden afectar seriamente su salud y peso. Los estudios también han demostrado que las personas que sufren de obesidad y tienen niveles más bajos de bacterias saludables en el intestino, continúan aumentando de peso con el tiempo.

Hay muchas razones por las cuales su sistema digestivo puede estar desequilibrado, lo que lleva a un sistema inmunológico debilitado, y una dieta poco saludable es el mayor culpable. Una dieta baja en nutrientes puede dañar nuestro jardín interior, ya que promueve el crecimiento del tipo malo de bacterias.

Estrés

El estrés es otro factor que contribuye a un sistema digestivo desequilibrado. El estrés crónico puede alterar el sistema nervioso en el intestino, haciendo que se filtre, al tiempo que cambia sus bacterias normales. Otros elementos que pueden desequilibrar su sistema digestivo incluyen el uso excesivo de medicamentos (incluidos antiinflamatorios y antibióticos), enzimas digestivas inadecuadas, una sobrecarga de toxinas e infecciones. La vitalidad general del sistema inmunológico depende en gran medida del nivel de estrés, la estabilidad emocional, el estado nutricional, las prácticas dietéticas y el estilo de vida de la persona.

Genética

Algunas personas heredaron genes específicos que los hacen reactivos a elementos de su entorno, lo que de otro modo hubiera sido normal. Estos asuntos se denominan alérgenos. El ejemplo más común de un sistema inmunológico hiperactivo es tener una reacción alérgica. El polen, el moho, el polvo y algunos alimentos son ejemplos de alérgenos. Algunas afecciones causadas por un sistema inmunológico hiperactivo incluyen eccema (una erupción cutánea con picazón conocida como dermatitis atópica), asma (reacción de los pulmones que puede provocar problemas para respirar, tos o sibilancias) y rinitis alérgica (inflamación de las fosas nasales junto con estornudos y secreción nasal).

En ciertas enfermedades autoinmunes, el cuerpo ataca lo que es tejido sano normal. Una enfermedad autoinmune común es la diabetes tipo 1. Aquí, el sistema inmunológico ataca las células del páncreas, que tienen la tarea de crear insulina. Luego, la insulina elimina el azúcar de la sangre para utilizarla como energía. Otro problema autoinmune común es la artritis reumatoide. En este tipo de artritis, las articulaciones comienzan a hincharse y deformarse. El lupus es otra enfermedad autoinmune que ataca los tejidos del cuerpo, como los pulmones, la piel y los riñones.

Los trastornos graves del sistema inmunológico son solo algunos de los posibles resultados de un sistema inmunológico defectuoso. Una persona con un trastorno del sistema inmunológico puede:

- Tener un sistema inmunológico que se ha vuelto contra sí mismo. Esto se llama una enfermedad autoinmune.
- Heredar un sistema inmunológico débil. Esto se llama inmunodeficiencia primaria.
- Desarrollar una dolencia que debilite el sistema inmunológico. Esto se llama inmunodeficiencia adquirida.
- Tener un sistema inmunológico hiperactivo. Esto causa una reacción alérgica.
- Tiene un cáncer del sistema inmunológico.

Los ejemplos comunes de trastornos del sistema inmunológico incluyen:

- Deficiencias inmunológicas adquiridas temporalmente. Esto es cuando su sistema inmunológico se deteriora temporalmente por algo, como un medicamento. Esto puede sucederle a los pacientes de quimioterapia debido a los medicamentos utilizados para combatir el cáncer. Además, afecta a aquellos que han recibido recientemente trasplantes de órganos y que están tomando medicamentos para evitar el rechazo del órgano. Además, las infecciones como el virus de la gripe, el sarampión y la mononucleosis pueden debilitar su sistema inmunológico en un corto período de tiempo. Una mala nutrición, beber alcohol en exceso y fumar, también pueden conducir a un sistema inmunológico debilitado temporalmente.

- Inmunodeficiencia combinada grave (IDCG). Esta deficiencia inmunológica está presente al nacer, ya que a los niños que nacen con ella les faltan glóbulos blancos importantes.

- Síndrome de inmunodeficiencia adquirida (SIDA). El virus de la inmunodeficiencia humana (VIH), que causa el SIDA, es una infección viral que destruye los glóbulos blancos y debilita el sistema inmunológico. Las personas afectadas se enferman gravemente con infecciones que otras personas pueden combatir.

Capítulo 4: Haga un balance de su salud intestinal y sistema inmunológico

¿Se pregunta si su intestino no es saludable o si su sistema inmunológico es débil? ¿Su intestino o sistema inmunológico necesita ayuda o apoyo? Tal vez sí tal vez no. Prestar mucha atención a su cuerpo es una de las mejores cosas que puede hacer por usted mismo y es el primer paso para responder estas preguntas. Hacer un inventario de cómo se siente y tomar nota de cualquier cosa que parezca desagradable también es una buena manera de comenzar. Conocer los signos de un sistema inmunológico débil es importante porque estas son señales de alerta que le permiten resolver los problemas de salud antes de que se agraven.

Su intestino

Comencemos con nuestro instinto. Nuestros intestinos son permeables, lo que significa que permiten que los buenos nutrientes que recibimos a través de los alimentos que comemos pasen al torrente sanguíneo y nos nutran. Los intestinos también funcionan para mantener temporalmente los microbios y las toxinas malas en el intestino para que eventualmente se pasen como desechos. Sin embargo, cuando alimentamos a nuestros intestinos con los tipos incorrectos de alimentos y los tratamos con inactividad y estrés, no pueden funcionar correctamente. A veces, estas toxinas y microbios escapan del intestino y se liberan en el torrente sanguíneo, lo que provoca inflamación y conduce a lo que se conoce como "intestino permeable". El síndrome del intestino permeable no es un término médico legítimo, pero es el nombre dado para describir el daño al intestino. revestimiento de sus intestinos, permitiendo que las proteínas que no se digieren ingresen al torrente sanguíneo. También se llama "aumento de la permeabilidad intestinal". A continuación se muestra una lista de síntomas asociados con el síndrome del intestino permeable.

- Hinchazón estomacal, gases, estreñimiento, diarrea o síndrome del intestino irritable.
- Cansancio crónico o fibromialgia (dolor constante que se extiende por todo el cuerpo, que generalmente dura más de tres meses)
- Resfriados frecuentes
- Depresión, ansiedad, TDAH
- Peso poco saludable
- Dolor en las articulaciones
- dolores de cabeza
- Alergias o sensibilidades alimentarias.
- Condiciones de la tiroides
- Autoinmunidad
- Rosácea, eccema, acné o psoriasis.
- Desequilibrios hormonales
- Trastornos autoinmunes como la artritis reumatoide, la tiroiditis de Hashimoto, el lupus, la psoriasis o la enfermedad celíaca.

Si tiene varios de estos síntomas, es hora de comenzar a restaurar su intestino no saludable.

Otro problema gastrointestinal común es el síndrome del intestino irritable. ¿Considera que su tracto digestivo es irritable? Se estima que entre el 10 y el 15 por ciento de las personas que padecen el síndrome del intestino irritable en todo el mundo, y de ese porcentaje, en algún lugar entre 25 y 45 millones viven en los

Estados Unidos. Los signos del síndrome del intestino irritable varían mucho, pero pueden incluir:

- Estreñimiento
- Diarrea
- Heces duras y secas un día y aguadas al día siguiente.
- Hinchazón
- Sintiendo la necesidad de correr al baño

Al igual que con muchas otras dolencias intestinales, el tratamiento se centra principalmente en la dieta, evitando desencadenantes como el alcohol y la cafeína y tratando de reducir el estrés.

Si bien no es tan común como el síndrome del intestino irritable, también vale la pena mencionar la enfermedad celíaca, ya que es un trastorno autoinmune y digestivo. Solo alrededor del uno por ciento de la población de EE. UU., tiene un diagnóstico de enfermedad celíaca y sus pacientes no pueden consumir gluten. El gluten es una proteína que se encuentra principalmente en el trigo, el centeno y la cebada. Cuando las personas con enfermedad celíaca comen gluten, se desencadena un ataque en el intestino delgado. Cabe señalar que solo alrededor del cinco por ciento de las personas con enfermedad celíaca en realidad reciben el diagnóstico de tenerla. Esto deja a aproximadamente tres millones de estadounidenses que sufren de sus síntomas sin siquiera saber que tienen la enfermedad. Además de esta población, hay otro 15-20 por ciento de los estadounidenses que viven con sensibilidad al gluten.

Los síntomas de la enfermedad celíaca varían, pero pueden incluir:

- Diarrea crónica
- Distensión abdominal y dolor
- Vómitos
- Estreñimiento
- Heces pálidas o grasas

La enfermedad celíaca se diagnostica con muestras de heces y análisis de sangre. No hay cura para ello, y los pacientes deben adoptar una dieta libre de gluten. Comer accidentalmente un producto que contenga gluten, puede causar un brote inmediato.

Su sistema inmunológico

Ahora que se han proporcionado algunas listas de verificación para hacer un inventario de su intestino, no podemos olvidarnos del sistema inmunológico, ya que hay muchos signos que indican que puede tener uno débil. A continuación hay una lista de preguntas que puede hacerse para determinar si la suya está a la par o no.

1. ¿Tengo resfriados persistentes?

En promedio, el resfriado común dura de siete a diez días. El sistema inmune puede tomar hasta tres o cuatro días para desarrollar anticuerpos para combatirlo. Si tiene un resfriado que dura más de diez días, su inmunidad podría estar luchando.

2. ¿A veces mis glándulas linfáticas están doloridas e hinchadas?

Estas glándulas con forma de frijol son especialmente fáciles de encontrar en el cuello, las axilas y la ingle, y se hinchan cuando luchan contra una lesión o infección. Si se produce una inflamación persistente, esto podría significar que su sistema inmunológico está teniendo dificultades para combatir un problema.

3. ¿Me resfrío fácilmente?

4. ¿Padezco infecciones repetidas?

Todos desarrollamos infecciones de vez en cuando, después de todo, solo somos humanos. Pero cuando su sistema inmunológico es débil, le resulta mucho más difícil matar los patógenos. El resultado son infecciones que vuelven una y otra vez.

5. ¿Me siento constantemente fatigado?

Si su sistema inmunológico está luchando, también lo hace su nivel de energía. Esto se debe a que su cuerpo está tratando de conservar esta energía para impulsar su sistema inmunológico. Como resultado, se sentirá cansado. Esto puede ser frustrante cuando intenta trabajar y lograr las muchas cosas que necesita durante todo el día. Vale la pena prestar atención a la fatiga cuando se vuelve persistente.

6. ¿Tengo heridas que tardan mucho en sanar?

Su piel entra en un estado de control de daños cuando se quema, corta o raspa. Nuestros cuerpos trabajan para proteger la herida al llevar sangre rica en nutrientes al área para que pueda regenerar la piel nueva. Este proceso necesario de curación de heridas depende en gran medida de las células inmunes sanas. Sin embargo, cuando su sistema inmunológico es débil, su piel tendrá dificultades para regenerarse y la herida se negará a sanar.

En caso de que haya aceptado alguna de esas preguntas anteriores, esto es una señal de que su sistema inmunológico puede necesitar apoyo, y este apoyo puede tomar la forma de tomar medidas para sanar su intestino. Las infecciones crónicas o recurrentes, incluso los resfriados leves, solo ocurren cuando uno tiene un sistema inmunológico debilitado. En estas circunstancias, hay un ciclo que se repite: un sistema inmunológico deteriorado dirige a la infección, y la infección induce daño al sistema inmune, lo que en consecuencia disminuye la resistencia del cuerpo aún más. Sin embargo, mejorar el sistema inmunológico a través de una mejor salud intestinal puede romper este círculo vicioso.

Capítulo 5: Mejorando su sistema inmunológico y ganando una intestino más saludable

Después de pasar por los primeros cuatro capítulos, ahora tiene una mejor comprensión de cómo el sistema inmunológico y el tracto gastrointestinal trabajan juntos. Usted conoce los beneficios para su salud y bienestar cuando funcionan de manera óptima. Entiende los problemas del sistema inmunológico y las razones por las que hacen sufrir a las personas. Además, ha realizado un inventario de su propio intestino y sistema inmunológico. Ahora, está listo para aprender sobre las formas en que puede estimular su sistema inmunológico y restaurar un intestino no saludable. Su salud intestinal literalmente afecta a todo el cuerpo, por lo que si desea arreglar su salud, debe comenzar con su intestino. Su intestino está constantemente en el trabajo realizando muchos trabajos importantes, como descomponer los alimentos, evitar las toxinas y producir y absorber nutrientes. Si lo que desea es una inmunidad óptima, su intestino debe funcionar perfectamente.

Como más de 100 millones de estadounidenses sufren problemas digestivos, se han realizado muchas investigaciones sobre cómo fortalecer el revestimiento intestinal y mejorar la digestión. Definitivamente no está solo si padece o ha padecido un trastorno digestivo, como distensión estomacal, estreñimiento, síndrome del intestino irritable, gases, diarrea, acidez estomacal o reflujo ácido. De los cinco medicamentos más vendidos en los Estados Unidos, dos son para problemas digestivos y cuestan miles de millones de dólares. Además, existen más de 200 medicamentos de venta libre para los trastornos digestivos, y la mayoría de estos pueden causar más dolencias digestivas. Los viajes al médico por trastornos intestinales son muy comunes, y muchos de nosotros no nos damos cuenta de que los problemas intestinales afectan a todo el cuerpo, lo que genera una gran variedad de preocupaciones, incluidas alergias, enfermedades autoinmunes, artritis, acné, trastornos del estado de ánimo, fatiga y más. La salud de su intestino define qué nutrientes se pueden consumir y qué microbios se deben expulsar. Esencialmente, es directamente responsable de la salud general de su cuerpo.

Debe comenzar centrándose en mejorar su microbiota intestinal. Su cuerpo contiene billones de microbios, y la población más densa está en su intestino. Aquí juegan un papel crítico en la función inmune, la regulación del peso y la digestión. Lo que come puede alterar rápidamente el equilibrio de su microbiota intestinal. Antes de hablar más sobre lo que puede hacer para mejorar su microbioma en general, aquí hay algunos datos sobre microbios.

- Las bacterias en nuestro intestino pueden pesar más de cuatro libras.
- El análisis de las bacterias intestinales puede predecir la obesidad con una tasa de precisión del 90%.
- Nuestros cuerpos contienen 100 billones de microbios.
- Menos del cinco por ciento de los microbios en realidad causan enfermedades.
- Hay más microbios en su mano que personas en el planeta.
- Las bacterias influyen en nuestro comportamiento a través de las neuronas en nuestro intestino, es por eso que nuestro intestino se considera nuestro segundo cerebro.
- Los estudios han asociado un equilibrio microbiano saludable con una menor incidencia de enfermedades cardíacas, diabetes, cáncer, asma, depresión, enfermedad hepática, autismo, síndrome del intestino irritable, cólico y muchas alergias.

Su microbiota intestinal

Su microbiota intestinal cambia con cada bocado de comida que toma, por lo que la buena noticia es que tiene el poder de restaurar las bacterias buenas en su intestino de inmediato. Lo que come no es solo para usted, sino que también nutre los billones de bacterias que viven en su intestino. Puede cambiar positivamente su flora intestinal comenzando con su próxima comida. Debe alimentar a sus bacterias intestinales con la comida adecuada y fertilizar su jardín intestinal interno personal. Si los alimenta con alimentos frescos, enteros y reales, tendrá un intestino feliz y saludable. Por otro lado, si los alimenta con comida chatarra, las bacterias malas florecerán, lo que provocará intestino permeable e inflamación. Ciertas hormonas reguladoras de la grasa se salen de control y termina deseando más alimentos malos. Sin embargo, con el tiempo, a medida que continúe comiendo saludablemente, estos antojos disminuirán. Una vez que comience a notar una diferencia en la forma en que se siente, es posible que ni siquiera desee los alimentos menos saludables que alguna vez llenaron sus estantes y su refrigerador, porque sabe lo mal que puede sentirse cuando las bacterias están desequilibradas por la comida chatarra y el azúcar.

Cultivando y restaurando un intestino sano

Ya conocemos esta compleja colección de bacterias que viven en nuestro tracto gastrointestinal, nuestra microbiota intestinal única, pero ahora es el momento de averiguar más sobre el control que tenemos sobre cómo nos hace sentir. Las siguientes son formas en que puede cultivar, así como restaurar, bacterias buenas en su intestino.

Aumentar la ingesta de fibra dietética.

Cambiar su dieta es la forma más directa y mejor de transformar su flora intestinal. Comer más plantas nos permite lograr y mantener la diversidad en nuestra microbiota. Esta diversidad conducirá a una mente más clara y un mejor estado de ánimo. De manera similar a cómo el azúcar se procesa con demasiada facilidad y, a su vez, priva a nuestra flora intestinal, la fibra dietética le da a nuestra microbiota mucho para deleitarse, lo que beneficia enormemente a nuestro jardín interno. Comer alimentos con alto contenido de fibra dietética mantendrá intacto su revestimiento intestinal y también ayudará a mantener una colección más diversa de bacterias buenas, vitales para la buena salud.

Limite el uso de antibióticos.

En ciertos momentos de nuestras vidas, el uso de antibióticos es inevitable. Sin embargo, el uso regular de antibióticos mata nuestro diverso mini ecosistema de microbiota y plantea más riesgos para la salud. Los tipos amplios de antibióticos no diferencian entre lo que es beneficioso para nuestra salud y lo que es dañino, a veces dañando ciertas cepas de bacterias que necesitamos para combatir otras infecciones.

Tome probióticos.

El uso de un suplemento probiótico también puede ser beneficioso cuando se intenta restaurar un intestino no saludable. Los probióticos son ciertos alimentos o suplementos que contienen bacterias vivas. Estas bacterias cuando se ingieren están destinadas a mejorar y apoyar la salud de su microbioma, fortaleciendo o reemplazando las comunidades de bacterias actualmente en el intestino.

Probióticos vs. Prebióticos

Para evitar confusiones, se debe agregar una nota aquí sobre la diferencia entre prebióticos y probióticos. Los prebióticos son alimentos que fertilizan las bacterias que ya existen en nuestro intestino y fomentan el desarrollo de la diversidad. Estos alimentos son carbohidratos complejos, como granos enteros y vegetales. Como se mencionó anteriormente, los probióticos son alimentos que contienen bacterias vivas que se consideran beneficiosas para el cuerpo.

Reduce activamente el estrés.

Cuando se siente estresado, su cuerpo libera adrenalina de forma natural y su sistema inmunológico descarga proteínas inflamatorias que son importantes en la señalización celular, llamadas citocinas. Esto sucede independientemente de si lo que le hace sentir estresado es real o no. Por ejemplo, un posible ataque de un animal salvaje versus preocuparse por la presentación que tiene que dar en el trabajo mañana. Si se siente estresado todo el tiempo, su respuesta inmune nunca deja de enviar estos mensajes de inflamación por todo el cuerpo, incluso a las bacterias en el intestino, debilitando su salud y causando inflamación. Por el bien de nuestras entrañas y nuestro sistema inmunológico, realmente necesitamos tratar de relajarnos.

Duerma lo suficiente.

Podemos equilibrar nuestra flora intestinal durmiendo lo suficiente, siendo la recomendación lo más cerca posible de las ocho horas posibles. La relación entre nuestro microbioma y el sueño se considera una calle de doble sentido. La microbiota en nuestro intestino tiene un efecto de cómo dormimos, y el sueño también parece afectar la diversidad y la salud de nuestro jardín intestinal. No dormir lo suficiente disminuye los tipos de bacterias beneficiosas en el intestino y puede causar rápidamente efectos negativos en el microbioma y la salud inmunológica.

Hacer ejercicio regularmente

Nuestra microbiota intestinal detesta un cuerpo sedentario y es mucho más feliz cuando hacemos ejercicio. Se ha demostrado que el ejercicio en realidad induce un tipo diferente de cambio en nuestra flora intestinal que una dieta, por ejemplo. El ejercicio cambia la composición de su microbiota intestinal, y los estudios han demostrado que estos cambios positivos pueden ocurrir después de solo seis semanas de ejercicio. Es importante señalar que el ejercicio debe continuarse regularmente para seguir notando estos cambios, de lo contrario se producirá una regresión. Incluso el ejercicio moderado puede mejorar los niveles de colesterol. Aunque un ejercicio regular de 30 minutos al día, cinco días a la semana, ayuda a prevenir el síndrome metabólico. El ejercicio es un componente clave para impulsar su metabolismo y mantener su peso bajo.

Beba más agua.

Cuando bebe más agua y se mantiene hidratado, su microbiota intestinal es feliz y saludable, lo que le permite soportar completamente otras partes de su cuerpo. Existen diferentes opiniones sobre la cantidad de agua que debe beber todos los días, pero se recomienda comúnmente beber ocho vasos de 8 onzas, lo que equivale a aproximadamente 2 litros o tener un galón. Conocido como la regla 8x8, es fácil de recordar. Beber suficiente agua durante el día puede parecer una tarea difícil para algunos, y si es una de estas personas, intente usar algún tipo de recipiente o vaso divertido que le encante, uno que le haga sonreír cuando lo use. Seguro que es más divertido que beber de la misma taza aburrida, y también lo prepara para el éxito desde un punto de vista psicológico. El placer que recibe al usar el recipiente es visto como una recompensa por su cerebro y desencadena una liberación de dopamina. Esto hace que sea más probable que desee seguir realizando la acción que conduce a la recompensa, en este caso, la recompensa se está bebiendo del contenedor divertido.

Termina consumiendo más agua, beneficiando su intestino.

Recuperar su digestión llevará algún tiempo, pero sepa que hacerlo es posible. Si desea una salud vibrante, primero debe concentrarse en su intestino. Hay muchas cosas que puede hacer para mejorar su sistema inmunológico y tener un intestino más saludable, y seguir las recomendaciones anteriores es un excelente lugar para comenzar. Tenga esto en cuenta cuando comience el proceso de curación y observe cómo disminuyen sus síntomas y eventualmente desaparecen.

Capítulo 6: Cure su intestino con dietas saludables

Como se mencionó en este libro hasta ahora, los alimentos que comemos tienen un gran impacto en la salud intestinal y el sistema inmunológico. Hay muchos planes de dieta saludable que podemos seguir y otras cosas que podemos hacer para ponernos en el camino correcto hacia una mejor salud y bienestar. Ya sea que desee reducir la hinchazón estomacal, eliminar las alergias a los alimentos o fortalecer su sistema inmunológico, todo comienza en el intestino. Una cosa importante para recordar es que lo que contribuye a un intestino sano es el consumo de alimentos reales, frescos y enteros.

Reequilibrando su intestino

La base de una excelente salud intestinal comienza con lo que come. Debe concentrarse en vegetales ricos en fibra, granos sin gluten, frutas bajas en azúcar y legumbres. El proceso de refuerzo del sistema inmunológico y de curación intestinal en muchos casos sigue estos pasos:

1. Elimine las bacterias malas y los alérgenos alimenticios en el intestino que causan sensibilidades. Esto se puede hacer eliminando alimentos inflamatorios como la soya, el maíz, el gluten, los lácteos, el azúcar y los huevos. También se deben evitar otros irritantes como la cafeína y el alcohol.

2. Reemplace las bacterias malas a través de alimentos saludables que contengan enzimas, fibra y prebióticos necesarios.

3. Restaurar un equilibrio saludable de bacterias mediante la introducción de nuevas bacterias beneficiosas, tal vez a través de un suplemento probiótico.

4. Repare el revestimiento de su intestino con nutrientes curativos como los ácidos grasos omega 3.

A continuación se presentan algunas medidas dietéticas saludables que deben tomarse cuando está tratando de curar su intestino.

Eliminar ciertos alimentos.

A veces, una dieta de eliminación de alimentos puede ser para abordar las sensibilidades alimenticias en el cuerpo. Cuando se trata de la salud intestinal, hay algunos alimentos que deben evitarse a largo plazo si es posible. Los alimentos procesados, el gluten y la soya encabezan la lista como principales delincuentes que deben eliminarse. Los tres son perjudiciales para el revestimiento intestinal. Los alimentos procesados están lejos de ser reales, contienen azúcares, aceites y aditivos. Como la soya y el gluten modernos a menudo se modifican genéticamente, también pueden contribuir a romper nuestro revestimiento intestinal. También se recomienda eliminar ciertos otros alimentos, como lácteos, levadura, maíz y huevos durante una semana o dos. Después de la eliminación, vea cómo se siente su intestino y observe cambios en otros síntomas que pueda haber estado experimentando. A veces, puede reintroducir gradualmente estos alimentos o reemplazarlos con opciones más amigables para el intestino.

Coma una gran variedad de alimentos.

Como nuestros cuerpos no estaban destinados a comer los mismos alimentos todos los días, es importante que la salud intestinal varíe los alimentos que está comiendo. En el pasado, el fácil acceso a todos los diferentes tipos de alimentos durante todo el año que experimentamos hoy no era posible. Viviendo en un clima norteño, por ejemplo, uno no podía ir a la tienda de comestibles y encontrar mangos y kiwis en invierno. La gente entonces comía estacionalmente. Lo que estaba creciendo a su alrededor durante una temporada específica era lo que comían. Si desea restaurar bacterias saludables en su intestino, debe comer una amplia variedad de alimentos para permitir que su flora intestinal se diversifique y crezca. Intente prestar más atención a lo que está en temporada, eligiendo alimentos frescos que no tengan que viajar demasiado lejos para llegar a su plato. Intente rotar los alimentos que come con más frecuencia, por ejemplo, si come mucho brócoli el lunes, trate de no volver a comerlo hasta el viernes, eligiendo otros vegetales de temporada los días intermedios. Además, comer una variedad de alimentos diferentes mantiene las cosas interesantes y hace que la planificación de comidas sea más agradable.

No consuma agua con las comidas.

Por supuesto, es beneficioso beber mucha agua durante todo el día. Sin embargo, beber grandes cantidades de agua durante las comidas puede diluir los jugos digestivos que están trabajando duro para digerir lo que está alimentando su intestino, lo que a veces interfiere con el proceso en su conjunto. Durante las comidas, tome pequeños sorbos de agua y beba la mayor parte de su agua entre comidas.

Coma en un estado relajado.

Esta es, con mucho, una de las piezas más importantes de curación de un intestino no saludable. Sentirse estresado o apurado mientras come perjudica la digestión. Si está comiendo mientras conduce a través del tráfico pesado o tratando de desayunar mientras sale corriendo por la mañana, su cuerpo no está relajado. Se debe hacer un esfuerzo consciente para poner su cuerpo en un estado relajado antes de comer, y es posible que deba hacer ajustes en su horario diario para que pueda disfrutar plenamente de la hora de comer. Intente apagar su teléfono antes de la cena y concéntrese en lo que está comiendo y en cómo está nutriendo su cuerpo. Trate de dedicarle al menos 20-30 minutos para las comidas, ya que este es el tiempo que tarda nuestro estómago en indicarle al cerebro que se siente satisfecho o lleno. Si puede, permita que su comida se asiente antes de abandonar la mesa. Cuando comemos demasiado rápido, a veces podemos terminar comiendo más alimentos de los que necesitamos antes de darnos cuenta de que estamos llenos.

Capítulo 7: Alimentos que naturalmente estimulan el sistema inmunológico

Aprender a fortalecer su sistema inmunológico a través de lo que pone en su intestino es el siguiente paso en el viaje hacia la limpieza natural de su cuerpo. Cuando las personas intentan mejorar su sistema inmunológico, se enteran de muchos tratamientos que afirman ser remedios para todo, que prometen aumentar la inmunidad y disminuir las posibilidades de contraer resfriados y gripe. Estos remedios pueden ser medicamentos de venta libre, la vacuna contra la gripe o suplementos. Aunque estos pueden ofrecer beneficios preventivos, la clave real para aumentar la inmunidad es menos conocida: cultivar bacterias saludables y diversas en el intestino. Los alimentos deben considerarse como medicamentos para su cuerpo, lo que naturalmente puede proporcionarle una inmunidad más fuerte. Lo que sigue es una lista de alimentos fácilmente adquiridos que lo ayudarán a alcanzar su objetivo de tener y mantener un intestino saludable.

Productos ricos en fibra

Será necesario aumentar su consumo de frutas y vegetales, especialmente aquellos que son ricas en fibra prebiótica. Los prebióticos dietéticos son compuestos de fibra no digeribles que pasan sin digerir a través de la porción superior de su intestino y estimulan el crecimiento de bacterias buenas. Las frutas y vegetales ricos en fibra prebiótica incluyen plátanos, cebollas, ajo, champiñones, achicoria, espárragos y alcachofas de Jerusalén. También querr comer muchas otros vegetales coloridos y nutritivas como el brócoli, el repollo, la coliflor, las coles de Bruselas, las batatas, el bok choy y los vegetales de hoja verde.

Tener una deficiencia de fibra puede conducir a varios problemas de salud, por lo que es esencial obtener suficiente de este nutriente importante. La fibra es uno de los ingredientes más cruciales para la salud intestinal, y solo alrededor del tres por ciento de los estadounidenses ingieren los 40 gramos de fibra recomendados que necesitan todos los días. La fibra alimenta las bacterias buenas en nuestro intestino, promoviendo la salud de su microbioma y estimulando su sistema inmunológico. Nuestra microbiota intestinal extrae las vitaminas, nutrientes y energía de la fibra, disminuyendo la inflamación y protegiendo contra la obesidad. Hay dos tipos de fibra. La fibra soluble ayuda a reducir el colesterol y se puede encontrar en la avena, las legumbres (guisantes, frijoles, nueces y lentejas) y algunas frutas y vegetales. La fibra insoluble le da a su ambiente digestivo un efecto de limpieza y también se puede encontrar en granos enteros, frijoles y frutas y vegetales.

Plátanos y manzanas

Uno de los alimentos más populares del mundo, los plátanos son extremadamente buenos para restaurar la armonía en su microbiota intestinal. Contienen potasio y magnesio, que ayuda a prevenir la inflamación. Se ha demostrado que los plátanos reducen la hinchazón del estómago y ayudan a su cuerpo a liberar el exceso de peso. Hay muchas maneras fáciles de incorporar más plátanos en su dieta, como en batidos, en rodajas encima de cereales o simplemente como merienda.

Al igual que los plátanos, las manzanas son fáciles de encontrar, ricas en fibra y estimulan las bacterias buenas en el intestino. Las manzanas se pueden disfrutar crudas como merienda o guisadas.

Alimentos Cultivados o Fermentados

Los alimentos cultivados y fermentados son ricos en probióticos que promueven la diversidad en el intestino y conducen a un sistema inmunológico fortalecido. La vida útil de los alimentos fermentados se prolonga a través de un proceso anticuado, que posteriormente aumenta su valor nutricional. También proporcionan microorganismos vivos y saludables y probióticos a su cuerpo. Los alimentos que le dan estos probióticos saludables se fermentan mediante un proceso natural que en realidad contiene probióticos. Si no está seguro de si los alimentos que elige contienen o no estos probióticos saludables, la etiqueta debe contener las palabras "fermentado naturalmente". Ejemplos de estos alimentos incluyen yogur, kimchi, kéfir, chucrut, vinagre de manzana y té de kombucha, entre otros. En el pasado, solía haber más prioridad en el consumo de alimentos fermentados que como lo es ahora en la actualidad, lo que puede contribuir a una menor diversidad en la microbiota intestinal.

Caldos de hueso

Los caldos de huesos como la carne de res, el pollo, el pavo y el pescado son ricos en nutrientes que curan el intestino. Durante mucho tiempo han sido un elemento básico en la dieta de los humanos, pero los caldos caseros no son tan populares como solían ser debido a lo fácil que es ahora comprar productos de la tienda. Sin embargo, lo que está ganando popularidad es el uso de caldos de huesos como agente curativo en la salud intestinal. Para hacer caldo de huesos, cocina carne o pescado en agua, generalmente con vegetales, durante un período prolongado de tiempo. Los tiempos de cocción varían ampliamente, desde tres horas hasta 72 horas. Es mejor hacer su propio caldo que usar uno comprado en la tienda, ya que de esta manera usted sabe exactamente lo que contiene. Los caldos comprados en la tienda también se pueden procesar, despojándolo de sus propiedades curativas naturales.

Ácidos Grasos Omega-3

Los ácidos grasos Omega-3 regulan el paso de nutrientes y productos de desecho en su cuerpo y también promueven una señalización saludable entre las células. Muchos estudios han encontrado que al aumentar su consumo de omega-3 puede aumentar la diversidad de microbios en su intestino. Estos ácidos también contribuyen al mantenimiento de su pared intestinal que es muy importante. No podemos producir estos ácidos grasos esenciales en nuestro cuerpo, por lo que debemos obtenerlos de nuestros alimentos. El pescado azul que incluye salmón, caballa, sardinas, anchoas, ostras, caviar y arenque contiene una gran cantidad de ácidos grasos omega-3. Otros productos de origen animal, como el cordero, el alce, el pollo, el bisonte, la cabra, la carne de res, el conejo y los huevos criados en pastos, también son buenas fuentes de omega 3. También puede obtener omega-3 de otros alimentos como semillas de lino, nueces y semillas de chía, aunque en cantidades más pequeñas. La linaza contiene fibra insoluble y ayuda a mejorar la regularidad en su tracto digestivo. También tiene el mayor contenido de lignanos (antioxidantes con propiedades anticancerígenas) de cualquier alimento que exista. Al igual que otros alimentos cubiertos en este capítulo, la linaza promueve la buena flora intestinal. Después de moler la semilla, se puede usar en batidos, espolvorear en ensaladas o agregar a las recetas al hornear. Recuerde mantener su linaza en el congelador, ya que puede ponerse rancia rápidamente.

Peces y capturados en la naturaleza y menudencias

Las carnes de órganos como el hígado, que se encuentran en fuentes de alta calidad, están llenas de nutrientes y grasas saludables, y lo mismo ocurre con los peces capturados en la naturaleza. Si come esto con frecuencia, le está dando a su cuerpo lo que necesita para sanar.

Polifenoles

Los polifenoles son compuestos vegetales que ofrecen muchos beneficios para su salud. Algunos de estos beneficios incluyen una reducción en los niveles de colesterol, presión arterial e inflamación. Algunas fuentes de polifenoles incluyen almendras, arándanos, cebollas, brócoli, pieles de uva, vino tinto, cacao y chocolate negro. Los polifenoles no siempre pueden ser digeridos por las células humanas, pero la microbiota los descompone de manera eficiente en nuestro intestino.

Tome grasas saludables.

El cuerpo necesita grasas para ayudar a controlar la inflamación. Las grasas saludables incluyen aceitunas y aceite de oliva sin refinar, aguacate y aceite de aguacate sin refinar, coco y aceite de coco sin refinar, mantequilla de vacas alimentadas con pasto y grasas animales de alta calidad. Las grasas de baja calidad, como ciertos aceites de semillas, producen más inflamación.

¡Agregue estos alimentos a su lista de compras hoy!

Capítulo 8: Planifique comidas para restaurar su salud

Planear sus comidas debe ser divertido, no una tarea. A medida que adquirimos una mejor comprensión y nos interesamos más en lo que sucede con nuestra salud y bienestar en general, al nutrir nuestros cuerpos con alimentos saludables, la planificación de las comidas se vuelve más agradable. Al principio puede ser difícil saber cómo planificar las comidas en torno a alimentos saludables para el intestino, y el objetivo de este capítulo es darle ejemplos de comidas que puede planear que se usen para la restauración intestinal. Un menú intestinal saludable siempre debe centrarse en vegetales, frutas y proteínas magras. Los productos lácteos cultivados y las verduras fermentadas son excelentes adiciones porque ofrecen una gran cantidad de bacterias intestinales saludables.

Centrarse en la preparación de alimentos

A veces, la forma en que se prepara un alimento puede cambiar la forma en que afecta al cuerpo. Por ejemplo, las carnes fritas son muy diferentes a las carnes cocinadas a fuego lento. Debe concentrarse en las carnes que se cocinan lentamente o se cocinan a bajas temperaturas, los vegetales que están muy bien cocinados y las semillas y nueces empapadas y germinadas. Los alimentos preparados de esta manera son más fáciles para nuestro sistema digestivo y los nutrientes también son más fáciles de absorber. Nuevamente, después de que su intestino no saludable se vuelva saludable, puede reintroducir lentamente los alimentos cocinados de otras maneras y ver cómo responde su cuerpo.

Otra buena regla es solo comer comida chatarra que haya cocinado usted mismo. Hacer su propia "comida chatarra" desde cero lo ayuda a eliminar muchos de los ingredientes dañinos que se encuentran en los refrigerios procesados y las comidas rápidas, como sabores y colores artificiales, emulsionantes, conservantes y grasas y aceites hidrogenados. Todos estos ingredientes dañan su intestino. Cuando comience a preparar todo lo que come, se volverá más consciente de los alimentos que come y su paladar se volverá más sensible.

Balancee sus comidas.

Es importante equilibrar las proporciones de nutrientes de lo que tiene en su plato. Si no lo hace, a veces puede aumentar su nivel de azúcar en la sangre con demasiados carbohidratos, o hacer que disminuya al comer muy poca grasa o proteína. Es necesario tener un equilibrio adecuado para una digestión adecuada y sentirse lleno. No querrá comer una comida completa y luego sentir hambre después de solo una hora. Esto lleva a comer en exceso y al aumento de peso. Equilibrar sus comidas es un proceso continuo, y no existe una estrategia única para todos. Sin embargo, puede comenzar llenando su plato con 30% de proteína, 30% de grasa y 40% de vegetales. Luego escuche a su cuerpo y haga un inventario, notando cómo se siente su digestión después de comer y qué tan hambriento está entre comidas. Recuerde que un plato de comida saludable tendrá varios colores diferentes. Los colores de muchos vegetales diferentes reflejan los diferentes fitoquímicos y antioxidantes que contienen, los cuales ayudan a reducir la inflamación y alimentar nuestras bacterias intestinales.

Comience su propio huerto

Comenzar su propio huerto puede tener muchos beneficios. El suelo es rico en bacterias y la jardinería es una actividad gratificante. El solo hecho de saber que cultivó los vegetales que está comiendo le proporciona mucha satisfacción personal.

Además, es probable que su factura de supermercado disminuya cuando deje de comprar productos de la tienda de comestibles. La incertidumbre de si sus vegetales han sido rociados o no con pesticidas dañinos tampoco será una preocupación.

Aquí hay un plan de comidas de muestra para una semana. Estas son solo sugerencias, ya que ahora es más consciente de qué tipo de alimentos debes tener en su dieta, puede jugar un poco y hacer nuevas e interesantes combinaciones de alimentos.

Ejemplo de plan de comidas

Día 1

Desayuno: batido de piña, col rizada y leche de almendras
Almuerzo: ensalada de arroz integral con col rizada, espinacas, zanahorias y remolacha
Cena: pollo al horno, con frijoles, zanahorias asadas y brócoli

Dia 2

Desayuno: frittata de calabacín con champiñones y espinacas
Almuerzo: mitades de batata rellenas de pavo, arándanos y espinacas
Cena: alitas de pollo a la parrilla con chucrut y espinacas frescas a un lado

Día 3

Desayuno: pudín de chía con coco y papaya. Una taza de leche de coco sin azúcar, un cuarto de taza de semillas de chía y un cuarto de taza de papaya picada
Almuerzo: Ensalada de pollo, con aderezo de aceite de oliva.
Cena: tempeh asado con brócoli sobre arroz integral

Día 4

Desayuno: avena sin gluten, cubierta con un cuarto de taza de frambuesas
Almuerzo: restos de la cena de la noche anterior
Cena: bistec con batatas y coles de Bruselas

Dia 5

Desayuno: yogur griego, licuado de plátano y arándano
Almuerzo: ensalada de vegetales mixtos con rodajas de huevos duros
Cena: carne de res salteada y brócoli con chucrut sobre fideos

Día 6

Desayuno: tortilla con su elección de vegetales.
Almuerzo: Frittata de huevo con salmón y vegetales.
Cena: ensalada de pollo a la parrilla con chucrut al lado

Día 7

Desayuno: batido de yogur griego con leche de arándanos y almendras (sin azúcar)
Almuerzo: restos de la cena de la noche anterior
Cena: salmón a la parrilla sobre una ensalada fresca de jardín

Bonus: una receta para caldo de huesos

También es beneficioso, como se mencionó anteriormente, consumir un caldo de huesos casero. El caldo de huesos no solo repara el revestimiento intestinal sino que también contiene glutamina, un combustible para las células del intestino que podría ayudar a al intestino permeable. Beber una taza de caldo de huesos todos los días también puede ayudar cuando maneja un estrés intenso o se queda sin sueño. Puede comprar huesos de un carnicero local para hacer caldo casero. Si prepara caldo de res, procure obtener huesos de médula de vacas certificadas alimentadas con pasto. A continuación se describen los pasos para hacer un caldo de hueso de res casero.

Paso 1

Ponga alrededor de dos libras y media de huesos de médula de res y dos libras y media de huesos de sopa de res en una olla de cocción lenta, y agregue un poco de vinagre de manzana o el jugo de un limón, que proporciona ácidos para extraer más nutrientes de los huesos.

Paso 2

Llene la olla de cocción lenta con agua y póngala a fuego lento durante 24 horas.

Paso 3

Después de las 24 horas, puede darle sabor a su caldo con algunas verduras. Como no los consumirá, puede optar por no pelarlos. Algunos ejemplos pueden ser cebolla, apio españa y zanahorias. También puede agregar perejil, sal marina y pimienta. Luego, déjelo reposar durante otras 12 horas. Cuanto más tiempo lo deje cocinar, más se descompondrán los huesos y se liberarán más nutrientes.

Paso 4

Después de aproximadamente 30 horas, puede revisar los huesos de la médula para asegurarse de que se haya caído. A veces puede que tenga que usar un tenedor para extraer la médula desde el interior. Déjelo reposar durante otras seis horas.

Paso 5

Después de aproximadamente 36 horas, puede apagar la olla de cocción lenta y dejar que se enfríe naturalmente. Luego, eche un vistazo a las cosas grandes como las verduras.

Paso 6

Drene el caldo a través de un colador de malla. Guarde su caldo en recipientes de vidrio en el refrigerador durante aproximadamente una semana.

Puede congelar su caldo si no cree que podrá beberlo dentro de una semana, y también es un excelente caldo para cocinar.

Como la gravedad de un intestino no saludable varía entre las personas, no es posible determinar exactamente cuánto tiempo le tomará curar su intestino. Sin embargo, el proceso de restauración puede comenzar de inmediato cuando elige alimentos frescos y saludables en lugar de alternativas altamente procesadas y refinadas. Su sistema inmunológico y su intestino se lo agradecerán.

Capítulo 9: Formas saludables de recuperarse del trastorno metabólico

Antes de discutir qué son los trastornos metabólicos y los enfoques saludables que pueden ayudar a recuperarse de ellos, es necesaria una verdadera comprensión del metabolismo del cuerpo. Su cuerpo usa o recibe energía de los alimentos que come a través de un proceso llamado metabolismo. Los alimentos están compuestos de grasas, carbohidratos y proteínas, y los químicos en su sistema digestivo descomponen estas partes de los alimentos en ácidos y azúcares, el combustible de su cuerpo. Su cuerpo puede usar este combustible de inmediato o puede almacenar la energía en sus grasas, músculos y tejidos. Su microbiota intestinal juega un papel importante en su metabolismo. Cuando las reacciones químicas anormales en el cuerpo alteran este proceso, se produce un trastorno metabólico. Cuando esto sucede, puede tener muy poca o demasiada cantidad de ciertas sustancias que necesita para mantenerse saludable. Uno puede desarrollar un trastorno metabólico cuando ciertos órganos, como el páncreas o el hígado, no funcionan correctamente o se enferman. La diabetes es un ejemplo común de un trastorno metabólico.

Los trastornos metabólicos pueden presentarse en diferentes formas, que incluyen:

- Falta de una vitamina o enzima que es vital para una determinada reacción química;
- Deficiencias nutricionales;
- Reacciones químicas que son anormales e interfieren con los procesos metabólicos; y

- Una enfermedad en uno de los órganos implicados en el metabolismo, incluido el páncreas, el hígado o las glándulas endocrinas.

Estos trastornos pueden desarrollarse si ciertos órganos no funcionan correctamente. A veces, estos trastornos pueden ser el resultado de la genética, pero en otros casos, una persona puede ser deficiente en una determinada enzima u hormona, o podrían estar consumiendo demasiado de ciertos alimentos, entre otros factores. Hay muchos trastornos metabólicos genéticos que resultan de mutaciones de genes individuales, y estas mutaciones se heredan y transmiten de generación en generación de familias.

La diabetes es el trastorno metabólico más común, de los cuales hay dos tipos, tipo 1 y tipo 2. La causa del tipo 1 es desconocida, aunque podría haber un factor genético. El tipo 1 puede provocar problemas de visión, daño a los nervios y los riñones y un mayor riesgo de enfermedad cardíaca. El tipo 2 puede adquirirse, pero también puede ser causado por factores genéticos.

Síndrome metabólico

Un trastorno metabólico muy común hoy en día se llama síndrome metabólico, también conocido como síndrome x. Afecta aproximadamente al 40 por ciento de las personas mayores de 60 años. El síndrome metabólico es un término para un grupo de factores de riesgo que pueden aumentar sus posibilidades de desarrollar enfermedades cardíacas y otros problemas de salud. En términos generales, la falta de actividad y el exceso de peso pueden conducir al desarrollo de este síndrome, pero existen cinco factores específicos que pueden ponerlo en riesgo.

1. Presión arterial alta
2. Altos niveles de triglicéridos

3. Altos niveles de azúcar en la sangre.
4. Niveles bajos de colesterol HDL (el bueno)
5. Mantener una cintura grande. Esto sería más de una circunferencia de 35 pulgadas para las mujeres, y más de 40 pulgadas para los hombres.

Si cree que puede tener un alto riesgo de desarrollar síndrome metabólico en función de los cinco factores enumerados anteriormente, existen medidas que puede tomar para controlarlo, prevenirlo o incluso revertirlo. Estas medidas incluyen cambios en la dieta y un aumento en el ejercicio. Si no intenta hacer estos cambios, el síndrome metabólico podría desarrollar más riesgos para la salud relacionados con derrames cerebrales, enfermedades cardíacas y diabetes. Los siguientes son consejos saludables para recuperarse del síndrome metabólico.

Desarrollar una dieta basada en plantas

Una dieta basada en plantas no solo puede ayudar a frenar el síndrome metabólico, sino que también es bueno para el corazón. Una dieta basada en plantas exhibiría vegetales, frutas, legumbres y granos enteros, y limitaría las carnes y los lácteos.

Tome nota de su ingesta de líquidos

Intente evitar las bebidas llenas de azúcar y los jugos de frutas, ya que estos pueden hacer que sus niveles de triglicéridos y azúcar en la sangre se disparen. La mejor opción cuando tiene sed es simplemente beber agua.

Apunte a una pérdida de peso saludable

Establecer metas pequeñas y específicas para usted hace que la pérdida de peso sea más fácil. Incluso perder un poco de peso puede tener un impacto significativo en el síndrome metabólico, afectando números importantes como el azúcar en la sangre, la presión arterial y el colesterol. Recuerde establecer expectativas razonables para usted, ya que estos son más alentadores.

Evite sentarse por largos períodos de tiempo

Las actividades sedentarias que lo obligan a sentarse, como mirar televisión, sentarse en el trabajo y usar una computadora, se han relacionado con un mayor riesgo de síndrome metabólico, incluso si hace ejercicio regularmente.

Deje de fumar

Fumar aumenta en gran medida su riesgo de enfermedad cardíaca, aunque técnicamente no es un factor de riesgo para lo que se conoce como síndrome metabólico.

Evite los alimentos que agravan el síndrome metabólico

Se deben evitar todos los alimentos falsos al tratar de recuperarse del síndrome metabólico, incluidos los alimentos procesados, los edulcorantes artificiales, los ácidos grasos trans (que se encuentran en los alimentos elaborados con grasas y aceites hidrogenados, como la margarina, las galletas, los pasteles, las galletas saladas y las cremas de café). , carbohidratos refinados y azúcar y alcohol en exceso.

Capítulo 10: Hábitos alimenticios a evitar

En el camino hacia un intestino sano y un sistema inmune fuerte, hay una serie de alimentos que se pueden incluir en su dieta que lo beneficiarán y lo guiarán por el camino correcto. También hay muchos alimentos que pueden tener efectos extremadamente perjudiciales para su sistema inmunológico y la salud intestinal. Estos se han abordado en capítulos anteriores, pero ahora se discutirán con más detalle. Ahora sabe que un intestino sano es la base de un cuerpo sano. También sabe que cuando su microbiota intestinal es diversa y equilibrada, cualquier otra parte de su cuerpo se beneficiará. Del mismo modo, si su flora intestinal está fuera de balance, todo, desde su estado de ánimo hasta su metabolismo, puede verse afectado. Lo que come juega un papel extremadamente importante en su salud intestinal. A continuación se enumeran muchos alimentos que tienen un alto potencial para perturbar y dañar su flora intestinal.

Edulcorantes artificiales

Muchas veces, cuando las personas intentan perder peso, recurren a los edulcorantes artificiales, pensando que son saludables porque no tienen calorías. Sin embargo, los edulcorantes artificiales pueden causar cambios en su microbiota intestinal, provocar tasas más altas de trastornos metabólicos y aumentar la intolerancia a la glucosa.

Alimentos procesados

Muchos de nosotros sabemos que los alimentos procesados no son saludables, pero lo que puede sorprenderle es el efecto que pueden tener en el equilibrio de su sistema digestivo. En estudios realizados en ratones, se ha demostrado que los aditivos utilizados en alimentos muy procesados alteraron tanto su microbiota intestinal, que algunos desarrollaron enfermedades metabólicas.

Azúcar

El azúcar blanca refinada no es el único azúcar que es malo para la salud. El azúcar en cualquier forma puede ser dañino. Las personas que tienen una dieta alta en azúcar pueden experimentar estreñimiento y una función intestinal pobre en general. Algunos estudios han demostrado que una dieta alta en azúcar causa un cambio en las bacterias intestinales, lo que afecta la capacidad de adaptarse a situaciones cambiantes. Este cambio en las bacterias intestinales también puede tener un efecto negativo en la memoria. Las dietas ricas en grasas y azúcares, alteran un equilibrio microbiano saludable. Los azúcares se digieren fácilmente y son absorbidos por nuestro intestino delgado sin la ayuda de nuestra microbiota intestinal. Esto deja a nuestras bacterias intestinales hambrientas sin nada que comer, por lo que comienzan a picar la mucosidad que recubre nuestros intestinos. Este revestimiento intestinal está destinado a ser una fuerte barrera entre el intestino y el resto del cuerpo, porque cuando se impregna y se permite que las partículas de alimentos ingresen al torrente sanguíneo, ¿qué comienza a suceder? Sí, tiene razón, su intestino se vuelve permeable.

Gluten

Si bien las personas que padecen la enfermedad celíaca son particularmente vulnerables a sus efectos, también se sabe que el gluten causa dolor de estómago, fatiga e hinchazón en aquellos que no tienen la enfermedad.

Granos

Si bien no todos los granos contienen gluten, incluso los granos sin gluten, como el arroz integral, deben evitarse mientras se cura el intestino. Los granos contienen ácido fítico, una capa protectora que puede ser difícil de digerir y descomponer para que el cuerpo produzca inflamación. Más tarde, después de reparar su intestino, puede comenzar a reintroducir los granos lentamente.

Soja

A menudo considerada como beneficiosa y nutritiva, la soja actual pasa por niveles muy altos de procesamiento. Este procesamiento ha cambiado la forma en que afecta al cuerpo. Los altos niveles de soya en su dieta pueden tener efectos adversos en su microbiota intestinal, ya que en realidad se ha demostrado que reduce los niveles de bacterias saludables.

Carne roja

Comer carne roja alienta el crecimiento de ciertas cepas de bacterias que pueden afectar negativamente su salud, desde su inmunidad hasta su peso y estado emocional. En estudios de la microbiota de los carnívoros frente a los vegetarianos, se ha demostrado que la microbiota de los carnívoros produce más de un determinado químico asociado con enfermedades cardíacas que el de los vegetarianos.

Lácteos

Incluso si no padece intolerancia a la lactosa, grandes cantidades de lácteos pueden no ser la mejor opción para su sistema digestivo. Algunos estudios han demostrado que el consumo de lácteos cambia la microbiota en el intestino en cuestión de días, permitiendo que las bacterias malas, las relacionadas con la inflamación y las enfermedades intestinales, prosperen.

Organismos Modificados Genéticamente (OMG)

En un intento por cultivar cultivos que sean naturalmente resistentes a enfermedades y pestes, los científicos han creado organismos genéticamente modificados (OGM). Los OGM son organismos vivos cuyo material genético ha sido manipulado artificialmente mediante ingeniería genética en un laboratorio. Esto crea combinaciones de genes de plantas, bacterias, animales y virus que no existen naturalmente en la naturaleza. La mayoría de los OGM han sido diseñados para tolerar la aplicación directa de herbicidas. El maíz, la soya y el trigo son los tres OMG más comunes que se cultivan en los Estados Unidos. Las características que permiten a los OGM resistir enfermedades pueden causar estragos en su salud intestinal, reduciendo las poblaciones de bacterias beneficiosas.

Peces de cultivo

Por lo general, pensamos que el consumo de pescado es saludable, y lo es, pero existe una gran distinción entre los peces de cultivo y los peces capturados en la naturaleza. El pescado de cultivo puede ser malo para el intestino debido al uso de antibióticos para criarlos. Se agregan enormes cantidades de antibióticos a los alimentos que comen los peces de cultivo, y esto se puede transmitir a los humanos a medida que se comen los peces. Cualquier antibiótico que ingresa al cuerpo mata las

Bacterias intestinales, lo que lleva a un jardín intestinal desequilibrado y poco saludable.

Es casi imposible evitar todos estos ingredientes todo el tiempo, pero tomar medidas conscientes para reducir la ingesta de ellos puede contribuir en gran medida a un intestino más saludable.

Además de evitar o eliminar por completo ciertos alimentos al tratar de curar el intestino, también hay ciertos hábitos alimenticios que pueden ser perjudiciales para la restauración.

Meriendas sin sentido

Consumir refrigerios excesivos puede ser peligroso no solo para la salud intestinal sino también para otras partes del cuerpo. Debería poder durar de cuatro a seis horas entre comidas sin meriendas, y por la noche, debería poder durar 12 horas sin despertarse para comer.

Comer por estrés

Muchas personas recurren a la comida como una distracción cuando están estresadas, pero no es aconsejable comer cuando su cuerpo está en esta condición. Cuando se siente estresado, fluye menos sangre al estómago, lo que disminuye la velocidad de la digestión. Como resultado, las posibilidades de fermentación de alimentos en el estómago aumentan, lo que provoca hinchazón y gases en el estómago.

Comer demasiados vegetales crudos (al principio)

Si tiene problemas intestinales, comer demasiados vegetales crudos puede causar una reducción en la producción de enzimas, alterando el microbioma intestinal. Además, digerir demasiados vegetales crudos puede ser un desafío, lo que puede provocar hinchazón y dolor abdominal. Una solución sería comer verduras cocidas, y a medida que mejore su digestión, puede comenzar a agregar lentamente más y más vegetales crudos.

Capítulo 11: Enfoques para seguir su éxito en el camino hacia la recuperación

En muchos casos, el camino hacia un intestino sano puede ser largo, pero el simple hecho de saber que está haciendo mejoras es a veces toda la motivación que necesita para continuar. Ya ha dado muchos pasos importantes hacia la recuperación. Ha seguido las recomendaciones dietéticas, como planificar comidas saludables, eliminar muchos alimentos poco saludables y agregar alimentos nuevos y beneficiosos a su rutina diaria. Ha tomado medidas para eliminar el estrés, como dormir más y hacer ejercicio regularmente. Has hecho un esfuerzo más consciente para pensar en lo que la comida que está comiendo, realmente le hace a su cuerpo. Eventualmente llegará a un punto en el que se preguntará: "¿Se reparó mi intestino?" Aunque todos somos diferentes y es imposible determinar exactamente cuánto tiempo llevará curar tu intestino no saludable, los siguientes son aspectos a tener en cuenta al realizar un seguimiento del éxito en su camino personal hacia la recuperación. Si experimenta estos cambios en su cuerpo, es una buena señal de que está experimentando una recuperación exitosa de un intestino no saludable.

Desaparecen las sensibilidades alimentarias

Si su pared intestinal estaba débil (su intestino estaba permeable), existe una alta probabilidad de que también sea sensible a muchos alimentos. Una forma de hacer un seguimiento de su éxito es darse cuenta de que puede comer alimentos que anteriormente le causaban molestias digestivas, como dolores de cabeza, fatiga y problemas de humor. Entonces podrá agregar más variedad a su dieta y reintroducir alimentos saludables. Una vez que haya restaurado las bacterias buenas en su intestino, es crucial que siga un plan de alimentación saludable y mantenga buenos hábitos.

Ahora que ha alcanzado su objetivo de mejorar su microbiota intestinal, su próximo objetivo debería ser mantener su salud y vitalidad. Después de todo ese arduo trabajo, no querrá volver a experimentar los mismos problemas.

Ya no tiene problemas digestivos

Muchas personas que experimentan problemas de salud intestinal como el intestino permeable sufren síntomas que incluyen hinchazón estomacal, reflujo ácido, gases, acidez estomacal y estreñimiento. Cuando estas cargas comienzan a desaparecer y se mantienen alejadas, es un indicador positivo de que sus esfuerzos de restauración han estado dando sus frutos.

Vuelve a su yo ideal

Una buena manera de rastrear el éxito en su viaje de curación intestinal es preguntarse si nuevamente se siente o no como su "yo normal". Cuando la microbiota de su intestino está desequilibrada, es muy probable que viva con síntomas que de alguna manera afectan la calidad de su vida. Una buena indicación de que las bacterias en su intestino se han equilibrado es que su energía ha regresado, experimenta mejoras en su estado de ánimo, nota una mejor claridad mental, ha alcanzado un peso saludable, experimenta menos estrés y simplemente se siente como usted mismo nuevamente.

Como se mencionó en otros capítulos, el estrés juega un papel importante en la salud intestinal. Durante los momentos de estrés, el flujo sanguíneo al sistema digestivo se restringe, alterando las bacterias en el intestino, causando problemas como poca energía y un estado de ánimo desagradable. Debido a la comunicación entre el intestino y el cerebro y su compleja relación, cuando las bacterias intestinales están desequilibradas, se hace difícil manejar situaciones estresantes. Debido a esta calle de doble sentido, restaurar su intestino no saludable le permite sentir menos estrés. Si se da cuenta de que estás menos estresado de lo que solía estar, buen trabajo, está curando su intestino. Asegurarse de hacer ejercicio regularmente y dormir lo suficiente también ayudará a controlar el estrés.

Es importante saber que la salud intestinal está en un espectro. En un extremo tiene un intestino completamente sano, viviendo sin síntomas. Por otro lado, tiene muchos síntomas, un intestino permeable e incluso puede estar en camino de ser diagnosticado con una enfermedad autoinmune. Si se encuentra en este extremo, reparar su intestino lo hará retroceder en el espectro y notará mejora en el camino. Sin embargo, durante su restauración, puede experimentar incidentes o contratiempos que lo llevarán de regreso al espectro. Estos contratiempos podrían incluir contraer una infección durante el camino, la necesidad de tomar antibióticos o una exposición accidental al gluten. En cualquiera de estos casos, deberá volver a bajar el espectro.

Los problemas de la piel desaparecen

Muchas afecciones de la piel, como la rosácea, el acné, las erupciones cutáneas, la caspa y el eczema, son la expresión externa del cuerpo de un problema interno relacionado con la microbiota intestinal y el sistema inmunológico. Si sus problemas de piel disminuyen, es una buena indicación de que su intestino está siendo reparado.

Los resultados de su laboratorio autoinmune mejoran

Como su sistema inmunológico se ve muy afectado por su salud intestinal, la restauración de su intestino a menudo conduce a una mejora en varios indicadores de laboratorio autoinmunes. Muchos pacientes notarán que sus resultados de laboratorio han mejorado, a menudo viendo que sus anticuerpos se vuelven negativos. Esta es una buena señal de que su flora intestinal se está diversificando más.

A medida que fortalece su sistema inmunológico a través de una mejor salud intestinal, también puede notar otros cambios en su cuerpo, como una disminución de los resfriados y el tiempo que permanecen. Todos atrapamos resfriados de vez en cuando, pero si los resfriados parecen durar mucho tiempo y son seguidos de resfriado tras resfriado, es probable que su sistema inmunológico no funcione como debería, y también algo está mal con su intestino. Mejorar la salud intestinal le permite desarrollar un sistema inmunológico fuerte, evitando que las bacterias ingresen a su cuerpo. Puede ser útil imaginar su sistema inmunológico como una fortaleza. Cuando la puerta de la fortaleza está abierta, los invasores pueden entrar fácilmente. Al curar su intestino y, a su vez, aumentar su sistema inmunológico, está cerrando la puerta de la fortaleza, lo que dificulta el paso de intrusos no deseados.

Puede usar los indicadores enumerados anteriormente para rastrear qué tan exitoso es en su objetivo de lograr un intestino saludable. Todos implican escuchar a su cuerpo y ser más consciente de lo que está tratando de decirle. Ser más consciente de su cuerpo es esencial para la salud y el bienestar en general.

Conclusión

Gracias por llegar hasta el final de Sistema Inmunológico: aumenta el sistema inmunológico, cura tu intestino y limpia tu cuerpo de forma natural. Esperamos que haya sido informativo y le haya proporcionado todas las herramientas que necesita para alcanzar sus objetivos. En la actualidad, muchas personas sufren problemas relacionados con la salud intestinal, lo que afecta el funcionamiento del sistema inmunológico. Si ha leído este libro, es posible que solo le interese aprender más sobre cómo tener una microbiota intestinal saludable y mantenerse saludable. Por otro lado, puede estar apuntando a sanar un intestino poco saludable y buscar consejos sobre cómo comenzar el viaje hacia la restauración.

El primer paso en su proceso de recuperación es simplemente darse cuenta de que es posible fortalecer su sistema inmunológico y curar su intestino de forma natural. Entonces es importante entender cómo estos dos sistemas, inmunes y digestivos, trabajan juntos y se afectan mutuamente. Hay tantos beneficios de tener un sistema inmunológico y un intestino saludable, y cuanto antes comience su proceso de recuperación personal, más pronto obtendrá estos beneficios. Las personas tienen problemas con su sistema inmunológico por varias razones, pero muchos de estos problemas pueden tratarse primero centrándose en su intestino. Siguiendo las sugerencias muy factibles en este libro, estará muy bien encaminado hacia una salud intestinal óptima en muy poco tiempo. Sin embargo, antes de emprender el camino hacia la recuperación, haga un inventario personal de su propio sistema inmunológico y salud intestinal, y tome nota de los problemas que pueda tener. Escuche a su cuerpo y trate de entender lo que le dice. Después de hacer esto, será hora de establecer metas y comenzar su viaje hacia la curación de su intestino no saludable, y su sistema inmunológico se lo agradecerá. Recuerde establecer objetivos pequeños y alcanzables, ya que tienden a ser más motivadores y alentadores.

Con sus objetivos establecidos, puede comenzar a tomar las medidas necesarias descritas en este libro y comenzar su viaje hacia la salud intestinal. Tenga en cuenta las dietas saludables recomendadas en el capítulo seis. Agregue alimentos a su lista de compras, lo que aumentará su sistema inmunológico y mejorará el equilibrio bacteriano en su intestino. Tómese el tiempo para planificar comidas saludables y recuerde comer una amplia variedad de alimentos para diversificar su microbiota intestinal. Aunque al principio parezca difícil, la planificación de comidas nutritivas y saludables para el intestino será más fácil. A medida que comience a sanar su intestino y se sienta mejor, esto lo alentará a continuar con sus nuevos hábitos alimenticios. Como ahora sabe qué alimentos evitar, será testigo de la amplia gama de beneficios que se pueden obtener al eliminarlos de su dieta. Después de todo su arduo trabajo y dedicación hacia la restauración intestinal, por supuesto, querrá saber si todo ha valido la pena, y el capítulo final de este libro proporciona formas de rastrear el éxito de la recuperación intestinal.